Nursing Today
ブックレット・02

無痛分娩と日本人

◉目次

コラム

欧米に比較すると低いながらも、日本において、無痛分娩（麻酔分娩）の実施率は確実に上昇しています。一方で、「出産に伴う痛み」を回避することを忌避する価値観、いわゆる「自然出産」を「良し」とする価値観も、根強く残っています。お産のエキスパートである助産師においても然り、むしろ、助産師にこそ顕著にその傾向が見られるようです。

無痛分娩という医療行為に向けられるまなざしは、出産や女性、女性の身体に対する日本人の考え方、文化を映し出しているものといってもよいかもしれません。

本書では、著者による研究成果をもとに、さまざまな立場の当事者による言説を織り交ぜながら、無痛分娩の現場をていねいに描き出していきます。これからのケアや医療のあり方、さらには、ジェンダーや家族のあり方といった、さまざまなことを考えるきっかけとなるはずです。

（編集部）

はじめに

無痛分娩をめぐっては、二〇一七年(平成二九)以降、死亡を含めた重大事故が相次いで表面化し、これから出産しようとする人々だけでなく、日本の社会全体に、周産期医療に対する不信感や不安、動揺が広がりました。このように多くの人々の耳目《じもく》を集めた背景には、医療現場での死亡事故というセンセーショナルな側面だけでなく、無痛分娩という出産方法が「良い」のか「悪い」のかといった、人々の価値観にまで踏み込む、きわめてセンシティブな問題が見え隠れしています。

ところで、日本では一九五〇年代半ばを境に、出産の場は自宅から病院へと移行しました。これを「出産の施設化」といいます。出産の施設化は、出産を医療の対象と見なし、高い頻度で会陰切開を行ったり、陣痛促進剤(子宮収縮薬)を使ったりするなど、出産に対して積極的に医療が介入するようになりました。これを「出産の医療化」といいます。出産の施設化も医療化も、ともに医療先進国に生じた現象で、それらの国々で無痛分娩は一般的な出産方法と認められています。

ところが、日本の無痛分娩は漸増の傾向にはありますが、半数以上が無痛分娩という諸外国には到底及ばない状況です。つまり、日本は諸外国なみに出産の施設化と医療化が進行したにもかかわらず、出産に伴う痛みだけは、医療の対象になっていないのです。

なぜ、日本では無痛分娩が定着しないのでしょう。その理由を、医師不足や周産期医療体制の不備など、医療的な諸条件に求めることも可能です。しかし、医療的条件もまた、当該社会の文化的条件によって決定されると考えた時、医療的条件がもっとも根底にあるとはいえません。とりわけ、人々の価値観は、文化的条件のなかでも基本的な条件の一つです。無痛分娩という出産方法に対する日本人の価値観、さらにいえば、出産に伴う痛みに対する考え方は、どのようなものなのでしょうか。そして、無痛分娩の対抗言説のように語られる自然出産をめぐる言説は、どのように生成し、どのような人たちに、どのように使われ、無痛分娩にかかわる医療者たちは、無痛分娩をどのように考えているのでしょう。結論の一部を先取りしますが、無痛分娩において日本の助産師が、自らのアイデンティティを手放しているかのような状況に甘んじているのは、なぜなのでしょうか。

本書では、これらの問いを一つ一つ紐解きながら、日本における無痛分娩の諸相を描いていきます。そして、これまでながらく自然分娩に深くコミットしてきた助産師集団が、今、新たに無痛分娩の「助産」を探求することの意義と、そのことによって開拓されうる助産師の職能について、その考え方の手がかりを提示したいと思います。

〈本書における筆者のスタンス〉

①無痛分娩の推進や阻止に与《くみ》しません。
②出産を「女性の身体の生物学的な普遍性」と「女性の身体に付与された文化的・社会的意味」とが交差する場ととらえます。
③無痛分娩に携わる医療者だけでなく、一般の方々も読者に想定しています。

日本における無痛分娩の歴史と現状

ここでは、日本における無痛分娩の歴史と現状を概説します。日本の無痛分娩がどのようにはじまり、どのように受け入れられるようになったのか、一方、どのような対抗言説がいかに立ち上がり、安定強化されていったのかを示します。これらを知ることで、無痛分娩をめぐる日本の現状をより理解できると思います。

日本の無痛分娩のはじまり

戦前日本の無痛分娩

日本の無痛分娩は、いつ、どのようにはじまったのでしょう。諸説ありますが、そのこたえを文学に求めてみると、次のようなことがわかります。

『みだれ髪』（一九〇一年）や『君死にたまふことなかれ』（一九〇四年）で有名な歌人、与謝野晶子を知らない人はいないでしょう。晶子には十一人の子どもがありましたが、そのうちの五男と六男の出産が無痛分娩でした。五男の出産は一九一六年（大正五）三月八日です。その模様は、晶子の評論著作集である『我等何を求むるか』の「無痛安産を經驗して」と題された文章に詳しく描かれています。十ページにわたる記述の中で晶子は、左の腕にパントポンスコポラミンという麻酔薬の注射をしたこと、苦痛はそれまでの出産の五分の一くらいになったことを述べたうえで、次のように綴っています。[1]

かうして私は珍しく一聲の悲鳴も擧げず、一しづくの汗すら流さずに産をした。さながら熟した栗の實が風に吹かれて殼から落ちるやうに自然らしく、殆ど苦痛らしい苦痛を感※ぜずに産をした。出血も後の痛みも極めて少く、子宮の収縮も非常に速※かであつた。苦痛が少かつたので疲勞も少く、私は十日目にもう筆を執ることが出來た。[2]

「悪龍となりて苦しみ猪となりて啼かずば人の産みがたきかな」と出産の痛みを恐怖していた晶子が、苦痛を感じずに出産しました。まさに、現代の女性たちが産後の疲労を少なくしたいと願って無痛分娩を選ぶように、晶子の無痛分娩は産後わずか十日で職場復帰を可能にしており、晶子の安堵と喜びが伝わってきます。女性が出産による身体のダメージを最小限にしたいと願うのは、今

※ 原文中では旧字体。

も昔も変わりがないようです。

さて、さらにもう少し踏み込んで、医学研究という側面では、晶子の無痛分娩よりも少し前、明治の末期にはすでに、産婦人科医による無痛分娩研究が行われていたことが明らかになっています。一九〇九年（明治四二）、当時、廣島病院の婦人科医であった池田寧が「醫事新聞」七九〇号に記した「分娩時ニ於ケルシユナイデルリン氏『スコポラミン』『モルヒン』ノ應用ニ就テ」という論説が、近代医学による麻酔法を用いた分娩に関する日本初の臨床報告です。このなかで池田医師は三十六例の無痛分娩を報告しています。

このあと、しばらく外国の臨床報告や、薬剤の効果などの報告が続きますが、一九一六年（大正五）にふたたび、日本の無痛分娩が報告されます。關場代五郎医師（岡山縣病院産婦※人科助手）が「近※畿婦※人科學會會報」に発表した論文「分娩ニ對スル局所痲酔ノ應用」[3]です。關場医師は、欧米では一九〇〇年から産科麻酔に応用されていた局所麻酔法を分娩に用いた結果を報告しています。

そして一九三〇年（昭和五）には、日本赤十字社産院の久慈直太郎医師らによる「『ペルノクトン』無痛分娩成績」[4]が「日本婦※人科學會雑誌」に発表されます。この論文は、第二十八回日本婦人科学総会（於大阪毎日新聞社講堂）で行われた演説の抄録でした。この時期までに日本の産婦人科学という学問領域では、無痛分娩という名称が用いられ、その存在が認知されつつあったことが見て取れます。

※ 以下、正式には旧字体。

戦後日本の無痛分娩

認知されつつあった無痛分娩ですが、その後、第二次世界大戦による研究の空白を経験します。そして、戦後間もない一九四〇年代後半に入ってようやく、当時、慶應義塾大学の産婦人科学教授であった安藤畫一医師によって学内に無痛分娩の研究班がつくられ、班員の長内國臣医師や尾島信夫医師らによって、日本の無痛分娩は研究や臨床にふたたび取り入れられることとなりました。[5] こうして、一九五一年頃から無痛分娩の研究報告は増え、翌一九五二年発行の「産科と婦人科」誌上で行われた調査では、当時の産婦人科学の権威とされる医師二十二名全員が「無痛分娩は将来的に発展し盛んになる」と予想するまでに至りました。[6]

一九六〇年代に入ると、米国で麻酔学を学び、日本の産科臨床に取り入れる医師が出てきます。当時の麻酔学の大家といわれるジョン・ボニカ（ワシントン大学麻酔科初代教授、国際疼痛学会創立者）に師事した西邑信夫医師は、日本で硬膜外麻酔を出産に応用しはじめました。東京逓信病院の麻酔科部長になっていた西邑医師は、同病院の産婦人科部長だった安井修平医師とともに、一九六一年に無痛分娩研究会（筆者註：のちの分娩と麻酔研究会、現在の日本産科麻酔学会）を立ち上げます。この時期はちょうど、硬膜外麻酔が日本で普及しはじめた時期です。西邑医師のように海外で麻酔科研修を終えた医師が日本に戻り、麻酔法の技術的な難しさが克服されたり、優れた麻酔薬が開発されはじめた頃で、日本の無痛分娩が普及の機運を高めました。

気運の高まりと日本人の無痛分娩に対する支持の低さ

一九五〇年代から一九六〇年代にかけて、日本の無痛分娩は普及の機運が高まりました。ところがその後、ながらく低調な時代が続きます。気運の高まりから半世紀を経た二〇〇八年に、初めて全国規模の実態調査[7]が行われましたが、その「すべての出産に無痛分娩が占める割合は二・六％」という結果が出るまで、無痛分娩の実施率はそれ以上でもそれ以下でもなかったと思われます。

二〇一八年、日本の無痛分娩をリードしてきた北里大学の海野信也教授が、当時の状況を振り返りながら述べた「わが国は、国民の自然分娩志向が強く、欧米諸国では標準的分娩様式となっている無痛分娩の普及がどうしても進まない、というのが、長年無痛分娩の普及に携わってきた分娩と麻酔研究会（筆者註：旧・無痛分娩研究会、現在の日本産科麻酔学会）の関係者の認識でした」という言葉がこれを物語っています[8]。

日本人の無痛分娩に対する支持の低さは、間違いないようです。

「自然出産」言説――その誕生と再生産

日本人の無痛分娩に対する支持の低さを、一九六〇年代以降の米国のフェミニズムと日本の女性解放運動の考え方や実践から紐解いてみましょう。

「自然出産」言説の誕生

①女性解放運動とラマーズ法

実は、戦後日本の女性解放運動（以下、リブ）＊の実践者たちは、出産の痛みからの解放を求めませんでした。出産の痛みからの解放は女性解放につながるように思えますが、リブの推進者はそうは考えなかったのです。むしろ、積極的にその痛みを引き受けることを望んでいるかのようでした。なぜなのでしょうか。

まずは、米国のフェミニズムの動きを見てみましょう。一九六〇年代にはじまった第二波フェミニズムが取り組んだ問題は、身体、セクシュアリティ、そして生殖にかかわるポリティクスでした。この動きは、男性医師が支配的だった当時の近代医療への反発とも連なって、「女性たちが自分の身体を自分のものとして取り戻す運動」として展開していきます。当時、米国で行われていた無痛分娩が、産婦の意識を失わせる全身麻酔によるものだったことも背景の一つにありました。

二〇一九年現在の無痛分娩は、局所麻酔薬を用いた下半身麻酔です。ところが当時はtwilight《トワイライト》 sleep《スリープ》と呼ばれる全身麻酔法が主流だったため、米国のフェミニストたちは、意識がない状態で出産する無痛分娩を、「女性の身体経験を奪うもの」として強く批判しました。とはいえ、この反発はその後、時を置かずに、意識を清明に保って出産できる下半身麻酔による無痛分娩が確立しはじめると、「女性だけが痛い思いをすること」への反発の結果、米国では無痛分娩が歓迎され、やがて一

＊ women's liberation movement

般的な出産方法となりました。この背景には、米国では、出産は自然の営みというよりは、むしろ外科手術と見なされていた[9]ことも要因の一つだったと思われます。

一方、日本では一九七〇年代に入り、米国のフェミニズムを受けて、「女性の身体は、国家や父権性、ましてや医療の対象物などではなく、女性たち自身のものである」という考え方が、リブを支持する人々のあいだで共有されるようになりました。そして、避妊や中絶、性病などの知識を女性たちが伝え合い、助け合うためにウィメンズ・クリニックを各地に開設し、独自に運営していったのです。クリニックでは、自分の子宮口の健康状態をスペキュラムで観察したり、互いに見せ合ったり、やがては中絶や出産のケアまで自分たちで行うようになるなど、「女性自らが女性の身体を管理する」という考え方を実践してみせました。

そして自宅や産院で、女性たちが互いに力を貸し合うなかで、リブの人々はラマーズ法*という出産方法に、リブが理想とする考え方を見いだします。出産の痛みを自律的にコントロールすることが女性の自律であり、男性支配の医療の枠組みからの解放につながると考えたのです。

女性だけが痛い思いをすることへの反発から無痛分娩が一般的になっていった米国との違いは、おそらく、日本のリブには平塚らいてうに代表される「女性は母性を尊重されてこそ自律できる」とする母性主義的な考え方が根底にあったからだと思われます。出産の痛みの経験が母性意識を高揚させるという考え方にもつながります。さらに、日本のリブは、出産だけを切り取って考えるの

＊ Lamaze method

ではなく、出産を女性の人生における一場面としてとらえ、そのうえで、女性（自己）のあり方を問い、自己変革を促すと同時に、そうした自己変革を社会変革へつなげようと考えていました。[10] リブにとってのラマーズ法、すなわち、自然出産は、女性自身が自分の身体を十全に使うことを意味し、女性の人生における自己変革を促す装置だったのです。だからこそ、それらを否定する無痛分娩を、日本のリブはどうしても認めるわけにはいきませんでした。

なお、大正時代の文化人を代表する与謝野晶子と平塚らいてうですが、子だくさんだった晶子が母性偏重を批判し女性の経済的自立を主張したのに対し、子どもを産まなかったらいてうが母性主義的立場をとった点は、人間の経験と思想の関係を見るうえでとても興味深いところです。

②助産師の復権の動きと「自然出産」言説

リブが、ラマーズ法による自然出産に、女性の身体の自己管理や自己変革の可能性を見た一九七〇年代当時、出産はそのほとんどが施設内出産へと移行していました。これは、それまで助産婦（現在の「助産師」：以下、同じ）が産婦の自宅で扱ってきた正常産が、産科医（当時、そのほとんどが男性）の手に委《ゆだ》ねられるようになったことを意味します。そのため、この動きを嫌った助産婦たちは、助産婦の持ち味を活かした助産院をつくることで、医師による施設内出産との差別化を図ったり、分娩の介助から離れて受胎調節実地指導員として活動したり、妊産婦や乳幼児の保健指導を扱うなど、業務の転換を図る者も少なくありませんでした。それでも時代の趨勢《すうせい》には逆らえず、自宅出産が激減し、助産婦にかつての勢いがなくなり、助産婦にとっては斜陽の時代となっていきました。

リブの人々に代表される出産する女性たちと、助産婦たち、その双方が、それぞれの見地でラマーズ法に活路を見いだしはじめたのがこの時期です。当時の日本助産婦会会長・横山フクはいいました。「(助産婦は)時代の先取りをしなければいけない[11]」。つまり、助産婦にとってはまさに「好機をつかんで助産婦の復権を図ろう[10]」ということだったのでしょう。ただし、助産婦はリブの人々とは異なり、いわゆる伝統的な自然出産にラマーズ法を組み込んでいる点に特徴がありました。

ラマーズ法を積極的に取り入れた開業助産婦の三森孔子《よしこ》が、ラマーズ法をして、「ついこのあいだまで日本人のお産は、こうして夫や家族がそばについていたものよ[12]」「分娩は自然にするのが当然なのに、正常なものまで異常扱いされる現実に、助産婦として許せない憤りを感じる[13]」といっていたことからもわかるように、ラマーズ法が昔ながらの出産と違わぬもの、しかも、助産婦の技術や技を存分に活かせる出産法だったため、開業助産婦たちの賛同を得られやすかったようです。

しかし、助産婦がラマーズ法による自然出産に傾倒した理由は、これだけではありません。一九四八年(昭和二三)に制定された保健婦助産婦看護婦法(昭和二三年法律第二〇三号)(二〇〇一年に保健師助産師看護師法へ改称)です。この法律は、助産婦に医療行為を許していません。そのため、助産婦に残された職能を活かすために、助産婦は自然出産を手放すわけにはいきませんでした。出産が医療の枠組みに取り込まれることは、助産婦の職能、さらには助産婦の存在そのものの消滅を意味しました。したがって、助産婦、とりわけ、開業助産婦がラマーズ法に自然出産への回帰、そして自らの職能の復権を見たのは、当然のことなのです。

こうして、ラマーズ法に職能の復権を見た助産婦はその後、メディアを巻き込みながら「自然出産」言説の再生産や、その安定強化に与《くみ》するようになっていきます。

「自然出産」言説の再生産

③マタニティ雑誌に見る「自然出産」言説――無痛分娩の語られ方

一九八〇年代に入ると、核家族化に伴って、妊娠や出産に関する情報を雑誌に求める産婦が増えます。これに呼応するかたちで、大手出版社から相次いでマタニティ雑誌が創刊されていきました。一九八五年には「マタニティ」（婦人生活社）と「P. and.《ピー アンド》」（小学館）、翌一九八六年には「Balloon《バルーン》」（二〇〇二年七月に「Pre-mo《プレモ》」へ誌名変更）（主婦の友社）が、そして一九九三年に創刊された「たまごクラブ」（福武書店／現・ベネッセコーポレーション）などです。インターネット文化がないこの時代、情報源としてのマタニティ雑誌は次々と販路を拡大します。一九九七年の時点で、これら四誌の総発行部数は、年間八十五万部を超えており、多くの人々に活用されていたことがわかります。

記事の内容に目を移してみましょう。創刊ラッシュを迎える一九八〇年代といえば、麻酔科学だけでなく周産期医学が急速に発展した時期です。一般の産婦が手にとるマタニティ雑誌にも無痛分娩が登場してきますが、実際には、無痛分娩は「痛みに耐えられなかった際に残された最後の手段」という体裁で紹介されます。

具体的な例を見ていきましょう。産婦人科医や助産婦が「一般的な経膣分娩」を解説するのは創刊当時から一貫して変わりません。ですが、必ずといってよいほど、「耐えられない痛みはありません」というように、痛みを肯定する文言が添えられます。無痛分娩を紹介する記事では、その傾向はより顕著です。たとえば、記事**『痛くない、楽なお産をしたい』が本音…麻酔分娩と計画出産**[14]は、無痛分娩の体験談と産科医による解説のあとで、次のような編集部のコメントが入ります。

テレビドラマで演じられる出産のシーンを見ると、陣痛って〝七転八倒〟するほど痛いのではないかと思ってしまいます。が、実際はちょっと違うみたいですし、痛みの先には感動的な瞬間が待ち構えているのです。

（『Balloon』一九九〇年一〇月号）

同様に、記事**「特集 痛いのはイヤ…だから無痛分娩？」**[15]は、編集部の次のようなコメントからはじまります。

痛いのはイヤ。それは人間として当たり前。痛みはいつだって人間の体にとって、危険信号です。それをイヤなものと感じなかったら、それこそ危ない、危ない。お産においても痛みは、大事なもの、なくてはならないもの。やがてほどなく赤ちゃんを抱きしめてあげるために、必要なもの――であってほしい。そうでないならつらいとき、麻酔の力を借りるのも、いいのかもしれませんが……。

（「マタニティ」一九九二年六月号）

そして、ページをめくると、産科医によるエッセイ**【お産のメカニズムは実に精巧。本来、麻酔は不要のはずです】**が四ページにわたって掲載されます。小見出しを紹介します。

〈小見出し〉無痛分娩でも痛みはゼロにならない／無痛分娩の安全性は？／自然に手を加えると、次から次へと手を加えることになる／痛みを乗り越える準備は着々と進行中

（同右）

こうしてこのエッセイは、最後に「自然が造ったお産のメカニズムはすばらしいだけに、これを放棄してしまうのはもったいないような気がします。あなたはどう考えますか？」という問いかけで結ばれます。そのあとには、詩人（一九四四年生まれ／当時、三男一女の母）によるエッセイ**【私は薬に頼らないお産を選ぶ。痛みそのものに、尊い意味を見いだし得たから】**が続きます。こちらにも左記のような小見出しが入ります。

〈小見出し〉それでも私は〝痛いお産〟を選ぶ

（同右）

詩人のエッセイは、**「不毛の痛みがたくさんある中、お産の痛みだけは別格だということ。果てに**

喜びが待っている痛み、新しい生命を生み出すというような大きな意味を持つ痛みは、ほかには見当たりません」「人と人とのつながり、ふれあいがあれば、耐えられるのではないでしょうか。人とのふれあいは効果が期待できる立派な和痛法なのです。（中略）**そして遅くとも明日には訪れるであろう幸福に思いをはせてみる。これならば痛がりの私でも耐えられるような気がします**」と結ばれます。また、とじ込み付録『**陣痛乗りきりお助け帳**』[16]では、「**陣痛を乗り越えて私たちこう変わった**」とのタイトルのもと、出産を経験した女性たち（読者）による次のコメントが掲載されています。

お母さんへの感謝の気持ちを持てるようになったよ／あの痛みがあったから母になったという実感がわいたよ／子育てに耐えられるのは、痛みの苦労に耐えられたから

（「たまごクラブ」二〇〇一年八月号）

さらには、記事「**お産の〝痛み〟を〝喜び〟に変える！　あなたが主役になればきっと出来る**[17]」のように、タイトルそのものに強いメッセージ性をもたせているものもありました。

ここに引用した文章は、多くの記事のうちのほんの一部ですが、こうして見てみると、出産の痛みに「自然」や「喜び」「母性」などの意味が付与されて説明されていることがよくわかります。

④産前教育に見る「自然出産」言説――強化と安定

母親学級や両親学級と呼ばれる産前教育があります。同じ時期に出産予定の妊婦（あるいは夫婦・カップル）が集まって、妊娠中や出産後の生活、分娩や新生児の世話について、助産師や栄養士、プログラムによっては小児科医や産科医の話を聞いて学んだり、参加者同士が情報交換をしたりする場です。とくに、分娩の経過と過ごし方については、比較的多くの時間を費やします。

左記は、ある医療センターで用いられていた指導案の一部を抜粋したものです。

◎両親学級　指導案（シナリオ・台本）

「陣痛とは規則的にくる痛みを伴った子宮の収縮のことです。（中略）陣痛を痛いものとばかりに思うのではなく、赤ちゃんの誕生を助ける大切な力なのだと、前向きに捉えて乗り切る事が大切です。」

「皆様、陣痛の痛みに対する不安を持たれているのではないかと思います。確かに、今まで経験したことのない痛みかもしれません。しかし、赤ちゃんも頭の形を変えたり、向きを変えて生まれてくるために頑張りますし、出産にはご主人も立ち会うわけですから心強いものです。今まで赤ちゃんを産んだことのある女性はみな経験した痛みで、みなが乗り越えられています。そしてこの陣痛の痛みを乗り越えて初めて赤ちゃんと会うことができ、お母さんになるのです。ぜひ一緒に前向きに頑張っていきましょう。」

「陣痛は痛みを伴います。（中略）不安や恐怖を感じてしまうと心も体も緊張し、余計な力が入ってしまい、ますます痛みを感じてしまいます。また、産道が緊張してかたくなることで子宮口が開きにくくなったり、赤ちゃんが降りてきにくくなってしまいます。さらに全身の緊張で血管も細くしまり、お母さん自身も呼吸を止めてしまうことで、赤ちゃんに酸素が上手く送られなくなり、赤ちゃんにとっても、とても苦しい状況になりかねません。またそのような全身の緊張状態が長く続くと、体力も消耗して疲れ果ててしまいます。そうなると子宮の筋肉も疲れて陣痛は弱くなり、ますますお産が長引くという悪循環になってしまいます。では皆さんが上手にリラックスできたとしたらどうでしょうか。もちろん痛みはありますが、それは赤ちゃんを産み出すのに大切なエネルギーとなります。リラックスを心掛け、呼吸法に意識を向けて陣痛を迎えると、産道の緊張もゆるみ、柔らかくなって赤ちゃんは上手に下がってきます。呼吸がスムーズにできるので、赤ちゃんに十分な酸素も送られます。皆さんには是非このような良い循環になるようにお産をしていただきたいと思います。痛みの捉え方によってこんなにも違う循環に分かれてしまうので、陣痛がきたら、赤ちゃんが頭で子宮口を広げながら降りてくるのを想像しながら肯定的に捉えていただきたいと思います。」

※本指導案の使用時期：二〇〇五年（平成一七）／参考値：二〇〇八年の全国の無痛分娩実施率二・六％。

陣痛の痛みは「赤ちゃんの誕生を助ける大切な力」「出産を経験した女性はみな経験した痛み」「痛みを乗り越えて初めて母親になる」という表現で説明されており、「出産の痛み」の意味が教育され、学習させられるさまを見て取れます。ほかにも、「赤ちゃんのため」「赤ちゃんも苦しいが頑張っている」の表現が示すように、「子どもとともに」という構図を設定したうえで、産婦の「母性」に訴えかけたり、「母親になることとはいかなることか」を意識した表現が多用されています。妊娠期を母親役割の獲得のための準備期としてとらえ、この部分を援助することが医療者の役割であり、産前教育が、女性あるいは妻から、母親へ役割の転換を促す、つまり、出産する女性に母親という役割を貼りつけるという、明確な目的のもとに行われていることを示すものです。

　こうして意味づけされ、学習させられた出産の痛みによって、その痛みを経験する出産こそが「自然」な出産であるという言説が生成されてきたのではないでしょうか。たとえ、医療者の説明に「自然」という言葉がなくても、これはまぎれもなく、「自然出産」とはいかなるものかを語るものです。ここには、出産の痛みへの意味づけによって「自然出産」言説が安定し、強化されるさまを見ることができます。

　二〇一九年の今では、出産方法の多様性が認知されつつあり、たとえ出産の痛みを経験したくても、何らかの原因によって帝王切開による出産を選択せざるをえない産婦への配慮から、右に見てきたような痛みへの意味付与を強調することは少なくなってきました。それでもなお、自然出産を良いものとする助産師の価値観に、さほどの変化はないように思えます。

日本の無痛分娩の現状

まずは、いわゆる医療先進諸国との比較で、日本における無痛分娩の実施率を見てみましょう。**表1**に、日本と諸外国における無痛分娩の実施率を示しました。こうして見ると、二桁の実施率を示す諸外国に比べて、日本での実施率はかなり低いことがわかります。とはいえ、国内に目を転じれば、二〇〇八年（参考値）以降、わずかですが、確実に増加の傾向にあります（**表2**）。

ちなみに、日本の出産はそのほとんどが病院と診療所で行われています（**表3**）。一方で、分娩を扱う施設の集約化が進む諸外国では、分娩は大学病院など、センター規模の医療施設で行われており、この点が日本と大きく異なります。米国を例にとってみれば、一つの病院で年間数千から一万件近くの出産を手がけ、産科病棟には専従の麻酔科医が二十四時間常駐しているのが一般的です。診療所では、僻地《へきち》を除いて出産は扱わず、妊婦健診を担当します。こうした体制のもとで、米国の無痛分娩は普及しました。このことについて、コロンビア大学麻酔科・産婦人科名誉教授の森島久代医師は、痛みや疲れが少なく回復が早いという利点だけが支持されたのではなく、安全に提供できる体制が整っているからこそ安心して女性たちが選択できるのだと述べています。[18]

ひるがえって、日本の場合は、一人の医師が出産と麻酔を兼務している体制のもと、昨今のニーズの高まりに応えるかたちで無痛分娩が増えてきている状況です。厚生労働省が発表した「無痛分

表1　各国における無痛分娩の実施率（%）

国	実施率	出　典
米　国	73.1	Butwick, A. J. *et al.*（2018）：United States state-level variation in the use of neuraxial analgesia during labor for pregnant women. *JAMA* Netw Open；1（8）：e186567.
フランス	65.4	French National Perinatal Survey 2016 に基づき推計*
カナダ	57.8	Public Health Agency of Canada : Labour and birth in Canada 2018
英　国	20.8	National Obstetric Anesthesia DATA for 2012 A report*
香　港	8 ～ 20	*Hong Kong Med. J.*, 9（6）：407-414, 2003.
日　本	6.1	日本産婦人科医会医療安全部会「分娩に関する調査」2017

*：厚生労働省 第 61 回社会保障審議会医療部会（2018年 4月 11日開催）会議資料。
調査時期、対象、方法が異なるため、厳密な比較はできない。あくまでも参考値として掲載。

表2　日本における総分娩数に占める無痛分娩の実施率（分娩数）の年次推移（%）

施　設	2014年度	2015年度	2016年
病　院	4.3（13,156）	5.0（15,806）	5.5（17,310）
診療所	5.0（14,563）	5.9（17,566）	6.6（19,539）
全　体	4.6（27,719）	5.5（33,372）	6.1（36,849）

参考値：2008年全体 2.6%／無痛分娩：硬膜外無痛分娩（CSE 含む）または、それ以外の無痛分娩を含む。
日本産婦人科医会 医療安全部会「分娩に関する調査」2017
期間：2017年 6月 9日～ 30日／対象：分娩取扱施設 2.391 施設（病院 1,044、診療所 1,347）／回答施設数：1,423（回収率 59.5%）（病院 590、診療所 833）
（厚生労働省 第 61 回社会保障審議会医療部会 会議資料より引用・改編）

表3　分娩を取り扱う施設数と分娩数［実数（%）］

施　設	施設数*1	分娩数*2
病　院	1,041（38.7%）	539,939（53.7%）
診療所	1,243（46.3%）	457,427（45.5%）
助産所	400（14.9%）	6,885　（0.7%）
自宅等	—	1,426　（0.1%）

*1：2014年医療施設調査／*2：2015年人口動態調査。
（厚生労働省 第 61 回社会保障審議会医療部会 会議資料より引用・改編）

表4　無痛分娩にかかわる医師の人数と診療実績（無痛分娩数）［実数］

医師の人数*1	診療実績*2	備　考
1人（167施設）	11,180	「無痛分娩を扱う」と回答した施設の総数：448。ただし、常勤医師数「0人」と回答した施設（1施設：無痛分娩数 152件）は本表から除外した。
2人（100施設）	7,892	
3人以上（180施設）	21,728	

*1：無痛分娩にかかわる産婦人科医と麻酔科医の合計のうち、常勤医の数。
*2：2017 年 1 月 1 日～ 12 月 31 日の経腟分娩のうち、無痛分娩件数。
（厚生労働省「無痛分娩取扱施設の一覧」〈https://www.mhlw.go.jp/stf/seisakunitsuite/bunya/0000186912.html〉に 2018年 6月から 12月 4日までに掲載されていた情報をもとに筆者が集計し、作成。調査の概要は、医政地発 0420 第 4 号〈https://www.mhlw.go.jp/file/06-Seisakujouhou-10800000-Iseikyoku/0000204862.pdf〉で閲覧可能）

娩取扱施設の一覧」*によれば、無痛分娩を扱っている医療施設（四四八施設）のうち、約四割（一六七施設：三十七%）が常勤医の数を「一人」と回答しています。さらに、こうした状況で手がけられた無痛分娩は一一、一八〇件にものぼっていました（**表4**）。むろん、麻酔科医不足だけでなく、産科医不足という日本特有の状況を考えれば、仮に集約化を推し進めようとすれば、とたんに現場は疲弊《ひへい》するでしょう。ハイリスク妊産婦への対応だけでも手一杯の状況で、安全な無痛分娩を提供できるとは思えません。

ただし近年、麻酔科の専門医を取得したあとのサブスペシャリティ分野として、産科麻酔の人気は高まりつつあります。一九九〇年代に、当時の分娩と麻酔研究会（現・日本産科麻酔学会）において、盛んに「産科麻酔医の養成が急務」と叫ばれながらも、その方策は貧弱だった頃に比べれば、二〇一九年現在は、さまざまな取り組みが具体化されています。

たとえば、「産科麻酔に参加しよう」という名称のウェブサイト**は、「麻酔科医のための産科麻酔プロフェッショナル・セミナー」と銘打ち、無痛分娩に限らず、超緊急帝王切開、妊娠高血圧症候群、産科危機的出血、妊婦の気道管理困難事例、硬膜外麻酔中の緊急事態などの対応を学び、日本の産科麻酔のレベルアップを図ろうとする麻酔科医の有志が企画／運営しています。日本の状況に合わせつつ、かつ、安全な体制を提供するための仕組みづくりは、喫緊の課題でありながらも、模索の最中にあります。

* https://www.mhlw.go.jp/stf/seisakunitsuite/bunya/0000186912.html
** http://sankamasui.kenkyuukai.jp/special/?id=7728

〈引用文献〉

1 奥富俊之（二〇一八）：わが国における産科麻酔―特に無痛分娩の歴史から見た日本の麻酔、六七巻増刊号：S九六―一〇四。

2 内山秀夫・香内信子編集・解題（二〇〇二）：無痛安産を經驗して。與謝野晶子評論著作集第四巻 我等何を求むるか、龍溪書舍、四五―五五頁。

3 近畿産科婦人科学会（一九八二）：産科婦人科紀要 複製版第一巻三号、同朋舎出版、七三―七六頁。［※近畿婦人科學會會報（一九一六～一九一九）、大正婦人科學會會報（一九二〇～一九二二）、近畿婦人科學會雑誌（一九二三～一九二九）の復刻版］

4 久慈直太郎・矢澤督三郎・吉野茂美（一九三〇）：「ペルノクトン」無痛分娩成績。日本婦人科學會雑誌、二五（五）：九〇。

5 慶應義塾大学医学部（一九八九）：産婦人科学教室 教室70年史。

6 産科と婦人科編集部（一九五二）：アンケート特集 無痛分娩法の將來及び現在の方法。産科と婦人科、一九（九）：一八―三三。

7 照井克生、ほか（二〇〇九）：全国の分娩取り扱い施設における麻酔科診療実態調査。厚生労働科学研究費補助金（こども家庭総合研究事業）分担研究報告書、四三三―四六八頁。

8 海野信也（二〇一八）：わが国における無痛分娩の現状と、その望ましいあり方について。日本医事新報、No.八九七七：五四―五六。

9 伊達玄・長野壽久（一九五〇）：痲酔なき無痛分娩。保健と助産、四（一二）：七―一〇。

10 杉山次子・堀江優子（一九九六）：自然なお産を求めて―産む側からみた日本ラマーズ法小史―、勁草書房。

11 助産婦編集部（一九八〇）：座談会「自ら産む」―ラマーズ法をめぐって。助産婦、三四（八）：一〇―二二。

12　藤田真一（一九七九）：お産革命、朝日新聞出版、三二八頁。
13　三森孔子（一九七八）：手をつなぐ仲間を求めて。助産婦、三二（一）：三〇－三一。
14　「痛くない、楽なお産をしたい」が本音。Balloon、一九九〇年一〇月号：六九－七五。
15　特集 痛いのはイヤ…だから無痛分娩？ マタニティ、一九九二年六月号：八四－九一。
16　陣痛乗りきりお助け帳（巻頭とじ込み付録）。たまごクラブ、二〇〇一年八月号：七－一四。
17　お産の〝痛み〟を〝喜び〟に変える！ あなたが主役になればきっと出来る。Pre-mo、二〇〇三年七月号：一二－一三。
18　二〇一七年七月二〇日付け読売新聞「論点スペシャル 無痛分娩の事故 防ぐには」および第一二二回日本産科麻酔学会学術集会（二〇一八年一一月二三日開催）での森島久代医師の発言。

〈参考文献〉

・近畿産科婦人科学会編（一九七九）：近畿産科婦人科医界沿革史（増補改版）。
・大原玲子（二〇一九）：無痛分娩普及度の国際比較。産婦人科の実際、六八（六）：五九九－六〇四。

〈コラム①〉医学と宗教の抵抗――人の「痛みから解放されたい」欲求の勝利

無痛分娩が広く知られるようになったのは、一八五三年四月七日と一八五七年四月一八日の英国・ヴィクトリア女王の無痛分娩がきっかけです。麻酔科医ジョン・スノウが、女王の出産に際し、クロロフォルムの吸入麻酔を用いたのですが、この方法は「女王麻酔」と呼ばれ、日本でも広く知られるようになりました。しかし、女王の無痛分娩に際しては、西欧の伝統であるキリスト教の教義を根拠として、激しい抵抗がありました。当時のスコットランド教会の指導者たちは、『旧約聖書』創世記の第三章一六節に出産の痛みが原罪（人間が生まれながらに負っている罪）として記述されていることを引き合いに、出産に麻酔を応用することに強く反対しました。「神は女に向かって言われた。『私はあなたの身ごもりの苦しみを大いに増す。あなたは苦しんで子を産むことになる（以下略）』」という部分です。

抵抗因子は、キリスト教勢力だけではありません。米国のトマス・ジェファーソン医学校の産婦人科主任教授だったチャールズ・D・メイグスも、「分娩は陣痛を必須の要素とする自然の営みである」といい、医学雑誌「ランセット」創刊者／編集長だった外科医トマス・ウェークリーもまた、産科麻酔の導入に大反対の態度を示しました。そのため、ヴィクトリア女王の無痛分娩は、英国の医学会でもそれほど知られることはなかったようです。英国国教会の最高首長である女王の出産が、聖書の記述を否定する無痛分娩であってはならなかったのでしょう。

ともあれ、キリスト教に根差した伝統的価値観による抵抗、産科学的立場からの反対を受けながらも、無痛分娩は近代麻酔科学の発展に伴って普及しはじめ、二〇一九年現在、キリスト教徒の多い国々においても、出産方法の一つとして認知されています。西欧においては、医学や宗教の言説に、人の「痛みから解放されたい」という欲求が勝利したということかもしれません。

さまざまな立場にある当事者の言説

ここでは、無痛分娩をめぐってさまざまな立場にある人々の言説を取り上げて、解説します。ご紹介する語りは、筆者が二〇一九年の今日まで、約二十年間にわたり断続的に行ってきた調査でお会いした方々の生の声です。時代の趨勢とともに変化したもの、変わらないものなど、たくさんの豊かな語りのなかから、出産の痛みに対する日本人の意味づけのありようや価値観を端的に表している語りを紹介します。

出産した女性たちの語り

女性の身体を実感させ、肯定感を与える出産の痛み

Kさんは、三十三歳の時に一人目のお子さんを自然出産しました。その時の体験を次のように話

してくれました。

すごく痛かったです。でも、赤ちゃんも一緒に頑張っているんだから頑張ろうって思いました。痛い時は、練習してきた呼吸法をして、赤ちゃんが苦しくならないように頑張りました。それに、せっかく女性として生まれてきたのだから、女性としてちゃんと出産したかったという気持ちが大きかったし、出産は自然なもので、女性の身体は自然にできていると思うので、絶対に私は産めると思っていたんです。だから本当に赤ちゃんが生まれた時には「やった――っ！」って心の中で大きなガッツポーズが出るくらいの気持ちになりました。すごく痛いんですけど、幸せっていうか。そう考えると、無痛分娩はやっぱり自然の摂理から外れているように思います。

（二〇〇四年の語り）

Kさんは、出産の経験を「とても痛かった」と表現しながらも、その痛みを「幸せな痛み」として語っています。痛みと幸福。一見、矛盾し、相反すると思えますが、これを結びつける語り口は、この時代（二〇〇〇年代前半）、さかんに聞かれていました。つまり、Kさんが痛みの経験を通して感じた幸せとは、おそらく次のようなことだったのだと思います。

まず、胎児との一体感を感じながらの出産だったことです。Kさん自身が苦しい時は、胎児も苦しいと考えて、その苦しさ、この場合は痛みといえそうですが、それに立ち向かっていくことで、胎児の命を守る使命を果たそうと努めた出産だったのです。

さらに、女性の身体は自然な出産に耐えられるようにできている、出産は自然な営みなのだから、自然な出産に当然付随する痛みに耐えられるはず、というKさんの出産観や、女性の身体のとらえ方を、まさに実践できた出産体験だったことです。Kさんの出産は、自分の身体が女性の身体であったことを確認できた体験だったのでしょう。Kさんは、こうも話してくれました。

最後のほうは、もう勝手にいきんじゃって。赤ちゃんが出たがってるというか、私も出したいというか。赤ちゃんが狭いところを通ってくる感じというか、生まれてくる感じがあって、幸せでしたね。変ですよね。でも、あぁ、こうやって自分も生まれてきたんだなって思ったら、自分の母親に感謝しました。

Kさんは、子宮の収縮に伴う痛み、胎児に押されて会陰が伸ばされる痛み、胎児が回旋する際に感じる骨盤の痛み、そして、胎児が生まれ出てこようとする力を全身で感じています。これらの痛みを通して、自分の身体には子宮や産道など、女性の身体にそなわる臓器の存在を確認できた体験、さらにいえば、女性に特有の臓器を十全に使った体験、自分が女性であると確認できた体験となったからこそ、幸せな痛みとなったのかもしれません。

このようにKさんは、出産に伴う痛みに「女性の身体を実感させる」という意味を見出していました。さらには、「母親に感謝しました」という言葉が示すように、痛みそれ自体が、産婦に「女性や母親というアイデンティティとステイタス」を実感させたり、確認させたり、あるいは再認識させたりするための材料となっていることがわかります。

将来成立することになる人間関係に新たな要素を付け加える、出産の痛みの経験

Oさんは、二人目のお子さんを三十六歳の時に自宅で出産しました。

　夫やお義母さん、上の子どもと一緒に、みんなでお寿司を食べました。私が苦しんでいる時には、四方八方からみんなの手が出てきて、私の肩や背中、腰をさすってくれたり、「のどが渇いた」といえばリポビタンDを飲ませてくれたり、私の両親も途中から「参戦」してきて。それはもうにぎやかでぜいたくなお産でした。途中で子どもが飽きちゃったんですが、隣の部屋で両親が遊んでくれたりして。そのすきに(笑)ちょうど生まれたんです。ふすま一枚向こうは日常でした。（二〇〇四年の語り）

出産という非日常の営みが、あたかも日常に連なる一つの場面のように目に浮かんできます。日常性の担保こそ、自宅出産が究極の自然出産といわれるゆえんなのでしょう。加えて、自然出産が良いものとして語られる、その背景には、次のような意味があるのかもしれません。

当然のことながら「自宅」に麻酔設備はありません。したがって、産婦は確実に痛みを経験することになります。Oさんが「にぎやかなお産」と語った家族総出《そうで》の出産は、産婦が、確かに、間違いなく痛みを体験しているさまを、身近な関係にある人々に目撃させます。この目撃によって、産婦は、将来成立する人間関係における「女性や母親というアイデンティティとステイタス」を再構築した

り、修正したり、強化したりするための交渉材料にできるのです。

一方、病院で出産する場合、その出産に携わる医療者の種類や数がどんなに増えてもそれは、目撃者の意味はもちません。その出産が終わってしまえば、次の妊娠までその医療者と関係をもつことはなく、仮に病院を替えてしまえば、とたんに交渉は成立しなくなるからです。出産後の社会関係は持続せず、最初から交渉の相手としては成り立たないのです。

女性の身体を序列化する、出産の痛み

Mさんは、二人目のお子さんを三十四歳の時に無痛分娩で出産しました。ですが、無痛分娩で産んだことは、夫以外の誰にも話していません。

一人目の経験から、痛いのはもう絶対に嫌だと思って、二人目は無痛分娩で産みました。でも、義理の両親はもちろん、実家の両親にもこのことは話せませんでした。義母の時代は皆、自然に産んでましたからね。無痛分娩も検討している……と話した時には、「楽をして産んでもいいことはない」「子どものことを考えたら、無痛分娩ってどうなのかしら」と暗に否定されました。今思えば、それほど強い否定の気持ちではなかったのかもしれません。でも、私としては、楽をしたがる嫁とか、子どものことを考えない母親と思われたくなかったんですね。

それと、ママ友との会話で、痛みの自慢大会のような話になることがあって。どれだけ痛かったか、

どれだけ長い時間、痛みに耐えたかの自慢話……といったら申し訳ないのですが、痛みに耐えた母親が一番良い、偉い、すごいっていう話です。痛みに耐えた自然出産が一番、次に手術の痛みがある帝王切開、次に痛みを感じない無痛分娩っていう順番。いったいその順番に何の意味があるのかって話なのですが。

（二〇〇八年の語り）

Mさんのお話は、今から十年ほど前にうかがったものです。当時に比べれば、無痛分娩の認知度も上がっている今日では、ママ友と呼ばれる、子どもをもつ母親たちの個人的／集団的関係性の会話に「痛みの自慢大会」が出ることは、少なくなっていると思われます。むしろ、仲間内に無痛分娩で出産した人がいれば、その情報を求める人が多いのではないかと思います。しかし、それほど無痛分娩を取り巻く環境は変化していながらも、今なお、無痛分娩で出産したことを家族には秘密にしてほしいと希望する人たちが多いのはなぜでしょう。

昨今、出産の痛みの経験と母性愛の醸成《じょうせい》にはなんら関係ないと、多くのメディアが喧伝《けんでん》しています。それでもなお、無痛分娩を選ぶことに後ろめたさを感じる人たちがいるということは、それだけ、痛みの経験が特別な意味をもっているということです。「子どもへの愛情」や「母性の醸成」だけではないのです。Mさんの場合は、出産の痛みの経験の有無が、周囲の人々、とくに、自分に将来成立することになる人間関係に新たな要素を付け加える可能性を見いだしていたからこその、後ろめたさだったのかもしれません。そして、今では少なくなっているとはいえ、痛みの経験の有無で、女性の身体が序列化されることを知っているからこそともいえるのではないでしょうか。

出産における新たな主体性の立ち上がり

Mさんも含めて、無痛分娩で出産した女性たちの典型的な語りは次のようなものです。

無痛分娩で産みました。痛みを取り除く方法があるのに、これを使わないのは理解に苦しみます。痛みに耐えてこその出産というのもわからなくはないけれど、私は痛いのは嫌です。産むのは私、痛いのも私、だから産み方も自分で決めたいのです。無痛分娩は痛みがないのでパニックにならない。だから、自分やまわりの人たちのこと、お産の進行状況に対して常に冷静に、客観的な感じでいることができたし、普段の私のままお産に臨めました。不測の事態が起こった時に他人任せにするのではなく、自分もその決定にかかわることができました。……無痛分娩に伴うリスクの責任を自分で負う覚悟で選択したのだから、自然出産の人たちよりも「主体的」だと思います。

（二〇〇五～二〇一八年の語り）

無痛分娩を選んだ女性たちは、自己選択、自己決定、自己責任にきわめて意識的なだけでなく、自分が出産の当事者であることを自覚し、無痛分娩によって（医者でも助産師でもなく）自分自身が出産のコンダクター＝指揮者になることを望んでいるように見えます。無痛分娩という出産方法を選択する人々のうちに、出産における新たな主体性の立ち上がりを見ることができます＊。

＊コラム②参照（p.44）

産科医の語り

調査をはじめてから今日までの約二十年間で、実に多くの産科医のお話をうかがってきました。無痛分娩に携わっている先生方だけでなく、無痛分娩の臨床経験がない先生や、自身が無痛分娩で出産した先生、妻が無痛分娩で出産した先生、若手の研修医からベテランの指導医まで、さまざまな経験や実績をもつ産科の先生方にお話をうかがいましたが、調査をはじめてから今日まで、ほぼ変わらない特徴的な語り口は、次のようなものです。

麻酔をすれば、分娩のリスクが高まるというか、正常な分娩の進行を妨げることになります。産科医としては、それを危惧します。

正常な分娩というのは、本来、自然な痛み（筆者註：子宮の収縮＝陣痛）が来て、それで子宮口が開いて分娩に至るわけです。ですが、そこに麻酔を使うと、有効な陣痛が失われがちになって分娩時間が長くなり、結局、吸引分娩や鉗子《かんし》分娩にせざるをえなくなったり、弛緩《しかん》出血を起こしたりと、リスクの例はあげればきりがないくらいです。手がかかるから敬遠するのではありません。産科医としては、分娩のリスクが高まることは極力避けたいのです。

（二〇〇五年の語り）

産科医は、正常な分娩を守りたいと語ります。「お産は病気ではない」といわれるように、確かに妊娠や出産はヒトとしての生理的な身体の変化です。とはいえ、その変化が常に正常な範囲で生じるとは限りません。むしろ、程度の差こそあれ、正常を逸脱することも多いのです。どれほど医学が発展しても、一〇〇%の確度で出産の安全が確約されることはありません。だからこそ、リスクを高める要素を少しでも排除したいと考えるのは、ごく自然なことです。

一方、ずいぶん乱暴なたとえになるかもしれませんが、がんに伴う痛みや手術後の痛みは、麻酔薬と麻酔法を用いてこれを緩和します。痛みを放置することは、その人のQOL（生活の質）*の低下を意味するからです。では、出産に伴う急性疼痛《とうつう》は、QOLを考慮しなくてもよい痛みなのでしょうか。

この場合のQOLとは、痛みを感じている時だけの話ではありません。激烈な痛みを経験したあとの、長期的な心の傷（痛み）も含みます。また、こと出産に限っていえば、QOLとは**「その人が望む生き方、産み方、育て方」**です。正常な分娩であっても、出産にはリスクが伴います。リスクと産婦のQOLを秤《はかり》にかける。どちらか一方に重心を置くのではなく、双方のバランスがとれたところを落としどころにする考え方もあってしかるべきと思います。

無痛分娩の場合、産科医だけが関与する自然分娩とは違って、主導権の所在が曖昧になるんです。無痛分娩の「分娩」の部分は産科医が、「無痛」の部分は麻酔科医が主導するというか。麻酔をすると陣痛がなくなるので、「もう少し麻酔の量を下げてほしい」と思う場面でも、麻酔は麻

* quality of life

酔科が主科ですから、なかなかいえない。主科とその併用科の差、それと、こちらがお願いしている都合上、いえない。

（二〇〇四年の語り）

最近は、産科麻酔を専門にしている麻酔科の先生方がいますけど、以前は、「分娩」を何もわからないのに麻酔科の感覚で痛みだけとればいいと思われても……という気持ちになったこともあります。でも、今は麻酔科の先生方もよく勉強されていて、そのあたりはずいぶん変わってきました。

（二〇一七年の語り）

チーム医療や、医療における多職種連携・協働という概念は、医療に携わる者に共有されている価値観といえましょう。

とはいえ、その実現は容易ではありません。たとえ理念を共有していても、医療の現場にはさまざまな不確定要素が潜在的に存在しています。そして出産は、刻一刻と状況が変化していく急性疾患のようなものです。ここに潜在的な不確定要素が加わるわけですから、簡単ではありません。

チーム医療が機能しなければ、本来、医療の理想といえる「専門家がそれぞれの専門性を発揮して医療にあたる」のが、船頭多くして船山に登る状況を生み出しかねません。一人の産婦の出産に対して、二つの診療科が同時に担当するという非常に曖昧な状態になっているのは確かなことのようですが、それでもなお、無痛分娩のチーム医療における目標は何か。それは、**「産婦のQOLを、安全な無痛分娩によって達成すること」**に尽きます。この共通の目標のもとに、立場の異なる専門家が結集し、「知」を創出することが、今の日本の無痛分娩に求められています。

麻酔科医の語り

二〇一九年、つい最近のことです。ある麻酔科医のこんなつぶやきを耳にしました。

産婦さんから「痛みがとれなかった」といわれると、へこみます。麻酔科としては十分痛みを取り除けているはずなのに、産後にお話をうかがうとそういうクレームがよく来るので、精神的なダメージが積み重なってきている感じです。麻酔科医は痛みを完全に取り除ける技術をもっているのに、分娩の場面ではそれを十分発揮できないこともジレンマです。痛みを残さないと分娩の進行を妨げるというのは理解しているのですが、なかなか気持ちがついていかない。

無痛分娩の麻酔は特殊です。麻酔によって本来の子宮収縮（子宮口を開かせる力、胎児を押し出す力）が損なわれてはならず、分娩の開始から終わりまで、徐々に強くなっていく子宮収縮を残しながら、同時に収縮に伴う痛みを取り除きます。時には、停滞する分娩を進めるために、あえて、麻酔の量を下げて十分な子宮収縮を優先させることもあります。このように微妙なバランスを保つことで、微弱陣痛や胎児の回旋異常などのリスクを回避するのです。

だからといって、「痛みがとれなかった」というクレームを、産婦の理解不足に回収してはいけません。もちろん、そのようなケースもあるでしょう。それでもなお、この言葉の本質は、麻酔を使っても取り除けない痛みが、出産にはあることの証左にあるのです。

痛みには、身体的な痛みや心の痛みだけでなく、物事がうまくいかない時、思いどおりにならない時などに感じる、悩みの種や面倒なこと、うんざりさせるもの、不快なもの、イライラのもとなど、まさに“pain in the neck”といった時の“pain”（痛み）もあるのです。

産後は、出産の疲れが残るなか、すぐに不慣れな育児がはじまります。生まれた子どもは自分とは別人格で、胎内にかかえていた頃とは異なり、まったく理解できません。初めて尽くしの生活で、自己嫌悪を感じたり、卑屈になったりすることも、自然な適応のかたちかもしれません。

これらをして、「無痛分娩をお願いしていたのに、痛みをとってくれなかった」と出産時の不満として医療者にぶつけてくることもあります。こうした医学的には対応しきれない「痛み」の存在を、察知し、理解できるのは、産婦の生活全般を支援する助産師でしょう。このようなクレームが産婦の口の端に上る前に、その原因を産婦とともに考え、解消してくれる助産師がいてくれさえしていれば、と思ってしまいます。

以前は、助産師さんたちが無痛分娩に猛反対して、産科の先生たちも無痛分娩をやる気がなかった。

しかし、この五〜六年くらいでずいぶん状況は変わりました。なかにはまだ反発する助産師さんもいますが、仕事として割り切ってきたのかな、協力的な助産師さんたちも育ってきています。

麻酔科医がかける本当の麻酔、つまり、運動神経は残して、痛みだけを遮断するような、麻酔を導入する時期や、薬剤の量や濃度のコントロールが行き届いた、理想的な無痛分娩を見てもらうと、助産師さんはわかってくれるのだと思います。ちゃんといきんで産婦自身の力で産むことができるというのが理解されるというか。それと、いっておきたいのは、産科医が麻酔をする施設が多いようですが、緊急時の妊産婦の蘇生や全身の管理などができない医師は、麻酔をしてはいけないということです。私は、そう思います。

（二〇一七年の語り）

麻酔科医は、麻酔の安全性は麻酔科医によってのみ確保されると語ります。

実は、日本の無痛分娩には、診療所で産科医による麻酔が行われていることが多いという特徴があります。麻酔科医が常駐している診療所が少ないことを反映してか、麻酔科医が安全な無痛分娩を語る時には必ず、麻酔科医が関与する無痛分娩であることが条件としてあがります。麻酔の専門家として安全な麻酔法を追求し、救急救命に携わる機会もある麻酔科医は、今、学会としてのサブスペシャリティ産科麻酔分野も立ち上がっています＊。

最後に、地方の診療所で、産科医とともに無痛分娩を行っている産科麻酔医の言葉を紹介します。

都市部では、仮に分娩取り扱い施設の集約化がはじまったとしても、すぐに対応できるインフラも麻

＊「日本における無痛分娩の歴史と現状」参照（p.23）

酔科医数も整っています。しかし、地方はそうではありません。それでも、地方にも都市部の女性たちと同じように無痛分娩で出産したいと願う人たちも多くいます。私は、そういう方々が見捨てられることなく、地方の診療所でも麻酔科医が関与する安全な無痛分娩を受けられるようにしたいんです。

（二〇一九年の語り）

助産師の語り

筆者が調査をはじめた二十年ほど前（二〇〇〇年代初頭）には、助産師からは、次のような語りが多く聞かれました。

無痛分娩には反対です。痛みを乗り越えたという経験が、子どもへの愛情を深めると思うので。出産の痛みは、育児につながる貴重な痛みだと考えています。助産師としては自然分娩で「自分の力で産んだ」と実感してほしいんです。それで、本来あるべき母親としての自信というか自覚をもつきっかけにしてほしい。女性としての自信もつくでしょうし。無痛分娩だとそういうのをあまり感じてもらえない気がします。

（二〇〇三年の語り）

無痛分娩で出産することを決めかねている人には、できるだけ自然分娩を選んでもらえるようにします。痛みに対する恐怖心や不安感は、私たちの力で軽減できると思っているからです。私たちや家族が一緒になって恐怖心をカバーしてあげられたら、産婦さんは痛みを乗り越えて育児という次のステップへ進めると思いますし、助産師はそういう役割を担っていると思います。（二〇〇四年の語り）

助産師は、いわゆる自然出産を「痛みを乗り越える出産」と語ります。そのうえで、痛みを乗り越える経験が、産婦を本来そうあるべき姿としての「母親」や「女性」にすると語ります。そして、痛みを乗り越える手伝いをするのが助産師の役割である、さらにいえば、そのお手伝いをすることで、産婦を本来の「母親」や「女性」にすることを助産師の職責であると語っています。前章*で見た「自然出産」言説の本質が助産師の役割、職責として息づいています。こうした「自然出産」言説が反転して、無痛分娩を「痛みを回避する出産」と語り、母親や女性としての自覚をもつ機会を奪う出産方法として、これを忌避するのです。子どもへの虐待に関する報道が増える二〇一九年現在、助産師の懸念や危惧はさらに高まっています。最近、とある助産師の会合（二〇一九年二月開催）に出席しました。そこで、無痛分娩が話題にあがったのですが、昨今の虐待報道を受けて、あるいは、育児放棄などの現場を実際に目にした助産師は、無痛分娩の普及によって、「問題がさらに深刻化する」「母親になりきれていない人が多すぎる」と懸念《けねん》していました。

最近の助産師に顕著な語りを紹介します。

無痛分娩を選ぶ産婦さんにはそれぞれ選ぶ理由があるのだから、私たちはそれを援助すればよいと

*「日本における無痛分娩の歴史と現状」参照（p.9〜）

いうのはわかってはいるのです。でも、安易に無痛分娩を選んでいる人も多いと思います。依存的というか。無痛分娩にすれば自分は何もしなくてもいいって勘違いしている方も多いように見受けられます。これを子どもへの虐待問題と結びつけるのは乱暴かもしれませんが、どこかで関係しているのではないかと思います。何でも思いどおりにならないと投げ出してしまって、こらえしょうがないお母さん方が増えているように感じるのです。

（二〇一七年の語り）

出産方法の多様性が助産師の考えのなかにも浸透してきたことを示す一方で、出産方法の選択が、将来の育児態度と結びつけて語られています。その意味では、「痛みを経験しない無痛分娩」を忌避する語りと本質的に変わりません。また、無痛分娩という出産方法は受け入れていますが、それを選択した産婦に対する形容の仕方からは、選択した人を受け入れきれていない、あるいは、受け入れなくてはいけないのだが……という助産師の葛藤が見えてきます。この葛藤が「助産」の対象を絞らなければよいのですが、実際にはどうでしょうか。

普通の自然分娩と同じです。特別なことは何もしていないです。お産は一人ひとり違うので、その人のお産を援助するということでは、無痛分娩だからといって特別に何かしているかといわれれば、何もしていないとしか答えられない。

（二〇一七年の語り）

右は、無痛分娩の際のケアについてお聞きした際の助産師の語りです。「何もしていない」というのは謙遜で、「産婦の個別性に応じたケアを行っている。それは助産師としてなんら特別なことではない」ということだと思います。むろん、調査でお会いした助産師のなかには、無痛分娩のケアを意図的に行い、その必要性を強く感じている方も大勢いました。しかし、そのことが今の助産師全体で共有されていない、さらにいえば、無痛分娩だからこそ求められるケアに向き合っているとはいえないというのが、現状なのではないかと思います。

最後に、無痛分娩を扱いはじめて一年ほどになる医療施設に勤務する助産師の語りを紹介します。

私は助産師なので、無痛分娩の人のお産は担当したくありません。状況が許せば、ほかの助産師に代わってもらいます。

（二〇一九年の語り）

無痛分娩にはかかわりたくないという言葉だけに注目すれば、とても無責任な発言のように聞こえます。しかし、この語りには、助産師の率直で偽《いつわ》らざる思いとともに、複雑な感情が込められています。無痛分娩には医療的な介入が必須です。すると相対的に、「助産」よりも、医学的な判断が尊重されるようになります。このことによって助産師は、緊張感や向上心、探究心が尽きて、自らの役割を放棄したくなる感覚をおぼえます。なにより、それまで培ってきた助産師の勘のようなものが活かせなくなり、落胆や不満、やり場のない気持ちが生じるのです。助産師にとって、無痛分娩とはまさに、助産師のアイデンティティを揺るがす場なのです。

では、無痛分娩に対し、助産師はいかにかかわるべきなのでしょうか。

〈コラム②〉 無痛分娩における産婦の新たな主体性の立ち上がり——助産師の価値観とのズレ

助産師は、産婦に寄り添い、産婦の主体性を支援したいと強く願います。そして、「産婦の主体性」を、産婦がいかに出産の痛みに向き合い、これを乗り越えようとするかに見いだそうとします。そのため、結果的に産婦が無痛分娩を選択すると、助産師は助産師としての役割を果たせなかったと落胆したり、無力感やジレンマ、自分のケアが十分ではなかったのではないかと自身を責めたりするような、強い自責の念を抱きます。

しかし、本書で紹介した語りにも見られるように、無痛分娩を選んで出産した人々は、そもそも痛みの経験に意味を見いだそうとしているわけではなく、むしろ、痛みの経験を放棄することによって、自らを出産という営みの中心に位置づけ、主体的に出産に取り組もうとしています。彼らの主眼は、自分らしい出産を手に入れることにあって、そもそも痛みを乗り越えて何かを得ようと考えているわけではありません。産婦が無痛分娩を選ぶことは、自然出産とは異なる「主体的な出産」の希求のあらわれです。ですから、「痛みを乗り越えさせてあげられなかった」とか、「痛みを意味あるものにしてあげられなかった」と、いたずらに嘆く必要はないのです。むしろ、この新たな主体性の立ち上がりを理解し、支援することに力を注ぐべきです。

無痛分娩——助産師はいかにかかわるべきか

ここでは、無痛分娩に「助産」は不要なのか、という命題から、助産の専門性を探りたいと思います。この逆説的な問いに真摯《しんし》に向き合うことによって、看護でもなく、医学でもない、助産そのものを考える際の手がかりが導き出せるのではないかと考えています。

無痛分娩に助産は不要なのか

無痛分娩の実施に消極的な立場をとる助産師

前章*で見たように、助産師の無痛分娩に対する態度は、強い拒否や否定的なものではなくなったものの、積極的、肯定的なものというわけでもありません。無痛分娩だからこそ求められるケアを意識しないのも、この、否定はしないが肯定もしない態度に関連していそうです。こうした無痛分娩

＊「さまざまな立場にある当事者の言説」参照（p.40〜）

に対する後ろ向きの態度によってでしょうか、産婦に寄り添うという助産師のアイデンティティを、助産師は自ら手放しているようにも見えます。「主体的であれ」という価値観を軸に、産婦と助産師の間にズレが生じているのです*。

「JALA：多職種連携」に助産師を代表する職能／学術団体の参加なし

二〇一七年（平成二九）に相次いで表面化した重大事故を受けて、厚生労働省に研究班（研究代表者：海野信也北里大学病院病院長）が立ち上がり、研究班の提言は翌二〇一八年、全国へ向けて「無痛分娩の安全な提供体制の構築について（医政総発〇四二〇第三号／医政地発〇四二〇第一号）[1]」として通知されました。この研究は単年度事業であったため、二〇一八年度以降、その役割は新たに立ち上げられた無痛分娩関係学会・団体連絡協議会（JALA）**に引き継がれています。

ところで、右記の研究班とJALAは、まったく同じ六団体で構成されています。公益社団法人日本医師会、公益社団法人日本看護協会、公益社団法人日本産科婦人科学会、公益社団法人日本産婦人科医会、公益社団法人日本麻酔科学会、日本産科麻酔学会です。そして、ここに助産師の職能団体である公益社団法人日本助産師会と、学術団体の一般社団法人日本助産学会の名前はありません。つまり、メンバーである助産師は、助産師のための職能団体ではなく、看護職全体（保健師・助産師・看護師・准看護師）のための職能団体である日本看護協会（以下、看護協会）から推薦され、その

＊コラム②参照（p.44）
＊＊ Japanese Association for Labor Analgesia

代表として参加しているのです。このことは、研究班立ち上げの際に人選にあたった当時の厚生労働省小児・周産期医療専門官が「看護協会からのメンバーには、看護の立場で加わってもらっています」（筆者の聞き取り調査による）と明言していることからも明らかです。

「産婦の味方」を標榜する助産師集団はどこに？

そもそも、研究班の人選にあたって、厚生労働省から日本助産師会に協力の依頼はありませんでした（筆者より二〇一八年八月当時の日本助産師会事務局長へ確認）。無痛分娩の多職種連携の現場から、日本助産師会と日本助産学会の両団体は無視されているわけですが、この状況に静観を決め込んでいる両者の態度は、まさに無痛分娩に無関心といわざるをえません。

安全な無痛分娩の提供体制を構築し、一刻も早く周産期医療に対する信頼を回復するべく産科、麻酔科の医師集団が結集し団結を図っている時に、「産婦の味方」を標榜《ひょうぼう》する助産師集団はいったい何をしているのか、まったく見えてきません。

「ひとくくり」――無痛分娩の成功に「助産」という専門性は求められないのか

無痛分娩に限らず、分娩の現場には、複数の看護職の立ち合いが許されます。助産師、看護師（准看護師）です。これらの職種にはそれぞれ、保健師助産師看護師法で異なる職能と職責が規定されています。ところが、先述の、厚生労働省による研究会メンバーの人選を例にとるまでもなく、これらは時に「看護職」とひとくくりにされます。具体的な例をあげてみましょう。

まずは、医師集団による「ひとくくり」（＝どちらでも構わない）です。日本の無痛分娩の実態を明らかにしたのは、日本産婦人科医会の医療安全部会による「分娩に関する調査」（筆者註：二〇一七年六月実施）*でした。調査では、診療体制（医療者の人員配置）を問う項目がありますが、その選択肢には、助産師と看護師は区別されることなく「看護スタッフ」とひとくくりにされています。医師の立場からすれば、看護師も助産師も同じ、どちらでも構わないという状況が見て取れます。

そして、一般の人々による「ひとくくり」（＝区別がつかない）です。出産した女性や家族の語りにしばしばあらわれる「自分（家族）の出産についてくれたのは助産師だったのか、看護師だったのか、よくわからない」というものです。むろん、出産という非日常の場面において、産婦や家族にそれを気にする余裕がなかったのかもしれません。痛みと対峙《たいじ》しなければならない自然出産ならばなおさらでしょう。しかし、無痛分娩を選好し、自然出産の対比においては比較的冷静さを保ちながら出産した女性たちの語りにも、同じような語りが頻出するのです。

つまり、これらの意味するところは、無痛分娩において、看護と助産の区別はない、見えない、語《ご》弊《へい》を恐れずにいうならば、無痛分娩の成功に「助産」という専門性は求められていないということなのです。

＊ http://www.jaog.or.jp/wp/wp-content/uploads/2017/12/20171213_2.pdf

しかし、無痛分娩の成功という同じ目的のもとに協働するチームメンバーの医師たちに、助産師でも看護師でも、求められる役割は同じと見なされるのは、助産師の本意ではないはずです。それでもなお、助産師が無痛分娩にみずからの存在意義を見いだせないのは、なぜなのでしょうか。

「助産」の専門性を問う

自然か無痛か——問題はそこじゃない

助産師が無痛分娩における存在意義を見いだせないのには、おそらく、「出産の痛みを意味のあるものにしなければならない」「痛みを乗り越えさせてあげることで、母親としての自覚や自信をもつきっかけにしてほしい」と考え、それを具現する出産方法が自然出産であるという助産師の価値観が大きく影響しています。痛みのない出産に助産師は必要ないとでもいうような価値観です。自然出産のエキスパートという自負も、これに拍車をかけているのかもしれません。

ところで、自然出産と無痛分娩は、しばしば対立するものとして語られます。痛みを経験する出産と経験しない出産という違いはあります。しかし、これを並べてどちらが良い、悪い、と比べたり、どちらかを否定したりして、助産師の存在意義や存在価値を高めたり、貶《おとし》めたりすることに、どのような意義があるのでしょうか。

そもそも、助産師は出産する人を支援する存在です。出産する人とその周囲の人々を支援する存在です。これから出産しようとする人、女性や周囲の人々を支援する存在です。つまり、人を支援することに助産師の存在の意義や価値があるのです。自然分娩や無痛分娩、帝王切開や、吸引分娩、鉗子分娩、いずれの出産方法であっても関係はありません。助産師は出産方法を支援するのではなく、その出産方法を選んだ／選ばざるをえなかった人を支援するのです。

このように考えたとき、自然か無痛かという議論がいかに不毛かは、語るまでもありません。

自然でも無痛でも――出産する人を支援するのが助産師

ここまでに幾度となく「助産」や「助産師」という言葉を用いてきました。ところで、この助産とは何を意味して、助産師とはいったい何をする人なのでしょうか。筆者はこのように考えます。助産とは、「助産を求めている人と実践者との間に生まれるもの」だと。実践者の手の中だけにあるのではありません。人（産婦）と人（実践者）との関係性のなかに助産は生まれます。双方が心を開いて、歩み寄り、互いに目の前にいる人を理解しながら、その時、その場で求められている助産を双方がかたちづくっていくのです。人の存在こそが助産を助産たらしめているのです。

では、実践者である助産師はどのような役割をもつ人なのでしょうか。助産師は支援者です。何を支援するのか。それは、出産方法ではありません。出産する人を支援する役割をもつ人、それが助産師です。つまり、「自然でも無痛でも」、出産する人を支援するのが助産師なのです。

助産とは何か

では、無痛分娩に求められる助産とはいったい何でしょう。本書では出産を「①女性の身体の生物学的な普遍性」と、「②女性の身体に付与された文化的・社会的意味」とが交差する場ととらえています*。そこで、ここでは助産を①と②を踏まえた支援と考えてみます。ちなみに、これを本書の大きなテーマの一つである「痛み」に限定すれば、「生物学的な痛みを踏まえた支援」と「意味づけされた痛みを踏まえた支援」となります。

①生物学的な身体とその痛みを踏まえた支援

これには、産科学的な視点と麻酔科学的な視点が必須となります。協働するチームメンバーの学問的前提を知らなければ、相互理解はできません。また、産婦の身体の医学的状況を知るうえでも必要な知識です。ただし、こうした医学的な知識だけでは助産はできません。助産師は、助産学を基盤とした助産診断と助産技術をもって、生物学的な身体とその痛みを支援するからです。

一人の産婦の身体から得られるさまざまな情報は、産科医、麻酔科医、助産師がそれぞれの目的に照らして解釈します。産科医は産科学的診断のために、麻酔科医は麻酔科学的診断の、そして、

*「はじめに」参照（p.4）

助産師は助産診断のために産婦の身体状況を診察します。

ある助産師が、「私は助産ではなくて麻酔の番人をしているみたいです」（二〇一八年の語り）と話してくださったことがありました。麻酔科学的な観察が不要だとか、助産師の仕事ではないといっているのではありません。その観察は、助産診断のために行われるべきなのです。観察した結果を助産診断に活かさなければ、言葉どおり、麻酔の番人になってしまいます。

助産師は、助産診断のための観察をします。麻酔の効き方も、分娩の進行具合も、すべて、求められている助産を探るための行為です。だからこそ、助産師は観察の目を養うとともに、無痛分娩に特化した助産診断と助産技術を磨かねばなりません【註】。

②文化的・社会的に意味づけされた身体とその痛みを踏まえた支援

前章*の、麻酔科医の語りでも紹介しましたが、麻酔を使っても取り除けない痛みが、出産にはあります。

ある周麻酔期ナースがつぶやきました。「硬膜外麻酔の効き方が、人によってこんなにも違うというのを、無痛分娩で初めて知りました」と。手術後の痛みなどは麻酔が奏功し、痛みを抑えられるにもかかわらず、出産の痛みの場合は、そうはならない産婦にしばしば遭遇するそうなのです。これもまさに、医学だけでは取り除けない痛みの存在を示す語りです。

＊「さまざまな立場にある当事者の言説」参照（p.37〜）

無痛分娩で出産したことを後ろめたく思う産婦がいます。それだけ、出産の痛みや女性の身体にはさまざまな意味が付与されているのです。単純に、母親としての愛情が云々……や、女性ならば耐えられる痛みに自分は耐えられなかった……ということだけでなく、前章*において、出産した女性たちの語りで見たように、痛みの経験が、女性の身体を序列化したりするような場面や、不安や不満、心の痛み、自信の喪失、描いてきた出産像とは異なった現実に心が納得しきれていない時などにも、産婦は痛みをおぼえます。しかし、それは生物医学ではとりきれません。意味づけされた痛みだからです。

意味づけの内容は、一人ひとり異なります。この個別性に正面から取り組み、場合によっては瞬時に解決し、時には時間をかけて問題と状況を熟成させながら解決に向かっていくようなケアが求められるでしょう。けっして万人に通じるような、一般化できるケアではありませんが、だからこそ、助産師の勘と技が求められます。

③ ①と②を統合して助産診断をする——診断結果はチームの方針へ反映

右に見た①、②だけでも十分かもしれません。しかし、人間は統合された存在です。①と②は互いに関係、干渉し合って産婦の身体状態となって表現されます。したがって、①と②は統合して理解した方が、より産婦の状況に応じた助産診断を可能にします。

*「さまざまな立場にある当事者の言説」参照（p.27〜）

たとえば、無痛分娩の場合、児頭の下降と子宮口の開大速度のバランスがズレることがしばしばあります。児頭がまだ高い位置にあるのに、子宮口が全開大に近い状態になっているという事例を、助産師はよく知っています。このような場合、胎児が第一回旋をせずに、そのまま下降し、分娩に至ることもままあります。

テクニカルなことにはここでは言及しませんが、こうした回旋異常を避けるために、あるいは、そうなってしまった時に、産科麻酔医ならば、麻酔法の種類や薬剤の選択から濃度、タイミングなどを診断します。ならば助産師は、胎児の適切な回旋や下降を促すために、産婦の姿勢を工夫すること、簡単なようですが、胎児の姿勢（エコーなども駆使しましょう）や下降度、その時の子宮収縮の具合、そして、産婦の心のありよう、痛みに対する意味づけなど、さまざまな情報を組み合わせて助産診断をし、目の前の産婦にもっとも適した姿勢や過ごし方を提案します。もちろん、提案の仕方にも工夫が必要でしょう。そして、もっとも重要なことは、助産診断の結果を無痛分娩のための医療チームの方針に活かす、反映させることです。医師の診断結果が麻酔科医と産科医だけのものではないように、助産診断も助産師だけのものではありません。

無痛分娩に助産師はどうかかわるべきか——「自然か無痛か」から「自然も無痛も」へ

助産師は今、岐路に立たされています。このまま「自然分娩のエキスパート」「正常分娩のエキスパート」としてのみ職能を発揮していくのか。あるいは、一九七〇年代の助産師が、時代の趨勢を素早くキャッチし、なすべきことに思いをめぐらせた結果、自然出産（ラマーズ法）を助産師復権の好機と見なしたように*、今、無痛分娩に求められている「助産」を探求し、新たな活路を見いだすのか。

とはいえ、日本の無痛分娩実施率が、早晩、諸外国のような割合にまで上昇するとは思えません。**「日本の女性にも無痛分娩が必要」という社会的コンセンサスがない今の日本で、**無痛分娩の普及と定着を促進しようとする動きが成熟するはずがありません。

一方、日本において無痛分娩による出産を希望する人は、これまでにも一定の割合で存在していましたし、確実に増えつつもあります。しかし、「無痛分娩が増えているから助産師も無痛分娩を勉強しましょう」というのではありません。同様にして、無痛分娩による重大事故が報道されましたが、「事故があったから安全性を高めなければならない」のでもありません。「無痛分娩を望む人、必要とする人がいるから安全性を高める」のです。麻酔科医も産科医も、無痛分娩を望む人、必要としている人がいるから、その専門技術によって要望に応えるのです。助産師も、無痛分娩における「助産」を求めている人がいるから、「助産」の専門性を発揮すべく、助産診断と助産技術をもってこれに応えるのです。

では、助産師は今後、どのようにあるべきなのでしょうか。本書では、次の六つの考え方（ロジック）を提案します。

＊「日本における無痛分娩の歴史と現状」参照（p.12～）

（1）自然分娩か無痛分娩かではなく、自然分娩にも無痛分娩にも、助産を求めている人がいる限り、助産師は助産を提供します。

（2）これまで手つかずだった「無痛分娩における助産」を探求することは、すなわち、助産そのものや助産師の職能の広がりを探求することと同義です。

（3）無痛分娩における助産を探求することは、反転して、より良い自然出産の助産について考える契機にもなりえます。

（4）ながらく自然出産に深くコミットしてきた助産師だからこそ見えてくる、無痛分娩における助産の「知」を構築すべきです。痛みさえなければ「満足のいく出産」や「いいお産」になるというわけではありません。

（5）医学的な周産期医療管理体制を強化・整備するだけでは、真の安心は提供できません。

（6）麻酔や分娩の知識は、医師からも学ぶことはできます。しかし、助産は助産師にしか伝えられません。無痛分娩において「助産」の専門性が発揮しうるか否かは、今、無痛分娩に携わっている現場の助産師、一人ひとりの内発性にかかっています。

【註】：分娩第二期、怒責（いきみ）の誘導を例にとってみましょう。麻酔薬の濃度や量、投与のタイミングなどによっては効果的な怒責がかけにくくなります。その際、「麻酔がかかっているから仕方がない」とあきらめ

ずに、その状態でもどうしたら効果的な怒責を支援することができるのかを考えつつ、たとえば、産婦が「自分の力で産んだ」と感じられるような助産技術を磨くなどです。

〈引用文献〉

1　厚生労働省医政局「無痛分娩の安全な提供体制の構築について」（平成三〇年四月二〇日付け医政総発〇四二〇第三号／医政地発〇四二〇第一号）、（別添1）無痛分娩の安全な提供体制の構築に関する提言。https://www.mhlw.go.jp/file/06-Seisakujouhou-10800000-Iseikyoku/0000204860.pdf〔二〇一九年五月一〇日閲覧〕

〈コラム③〉無痛分娩看護マニュアル——無痛分娩における助産は看護に包含されうるのか

二〇一八年四月、厚生労働省が発表した「無痛分娩取扱施設のための自主点検表（平成三〇年四月版）」*には、「無痛分娩看護マニュアルを作成し……」という項目が設けられました。そこで、筆者は全国の無痛分娩を扱っている四八五施設に協力を依頼し、マニュアルの実態調査を行いました〔註〕。

調査の結果、明らかになったのは、マニュアルに記載されていた内容は、大別して、「麻酔の管理」と「麻酔下にある分娩の管理」の二つだったということです。全体的な傾向として、異常を示す徴候と緊急時の対応に重心が置かれており、安全な無痛分娩を提供するためのマニュアルとしての意義は十分に見いだせました。

* https://www.mhlw.go.jp/file/06-Seisakujouhou-10800000-Iseikyoku/0000204861.pdf

しかしながら、この内容ではたして、産婦は安心して無痛分娩に臨めるのかと疑問に思います。助産に関する記載は麻酔や分娩の管理に比べて量的、質的ともに見劣りしており、安心の観点を踏まえた助産は二の次になっているのです。

むろん、普段、当たり前のこととして行っているケアを言語化するのは、たやすいことではありません。それでもなお、無痛分娩の助産に携わっている助産師には、自らの助産をぜひ言語化し、「閉ざされた知」から「助産師が共有できる実践知」へと変換してほしいと思います。

ちなみに、厚生労働省が提示した「無痛分娩看護マニュアル（例）」*には、「①穿刺時の準備、②麻酔科医への連絡（緊急・通常）、③麻酔科医の許可なく特定の薬剤を与えない、④バイタルサイン・運動神経ブロック評価・感覚神経ブロック評価・鎮静スコア・薬物指示、⑤患者ケア（胎児心拍モニタリング・ベッド上安静、カテーテル抜去、導尿・末梢静脈路を30 ml／hで維持）」があがっています。医師が看護職に行ってほしい項目が列挙されているだけに見えるのは、筆者だけでしょうか。そして、そもそも厚生労働省はなぜ、助産マニュアルではなくて、看護マニュアルとしたのでしょう。作成の過程で、無痛分娩における助産に精通した者や、その必要性を感じている者の関与がなかったのでしょうか。あるいはまた、無痛分娩における助産は看護に包含されているのかという疑問が浮上してきます。

【註】：厚生労働省「無痛分娩取扱施設の一覧」（https://www.mhlw.go.jp/stf/seisakunitsuite/bunya/0000186912.html）から四四八施設（二〇一八年六月～一二月四日掲載施設）と、日本産科麻酔学会ウェブサイト「無痛分娩施

＊ https://www.mhlw.go.jp/file/06-Seisakujouhou-10800000-Iseikyoku/0000204860.pdf （p.16-18）

行施設」から一六〇施設（二〇一八年六月二〇日閲覧）のうち、重複を除いた四八五施設へ依頼。七十八施設から提供されたマニュアルを対象として、その記載内容を調べました（回収率一六・一％）。

なお、日本産科麻酔学会の該当ページは、二〇一八年七月末をもって削除されています。

〈コラム④〉パルトグラムの活用――「無痛分娩の多職種連携」をかたちにしてみませんか

産科臨床の現場では、産科医と助産師は分娩の三要素と呼ばれる娩出力、娩出物、産道の状態を定期的に評価し、分娩の進行具合を把握します。それぞれの所見の経時的変化から、分娩の経過を予測し、必要があれば医療的な介入を行い、可能な限り正常な経過を踏めるようにするのです。そのためには、分娩の進行の全体状況を把握する必要があります。

そこで用いられるのが、パルトグラム（分娩経過表）*と呼ばれる記録書式です。パルトグラムには、分娩の三要素のほかに、バイタルサインなどの全身状態、使用している薬剤の情報や検査データや食事、排泄の状況、産婦の言動や表情、それに対するケアや根拠などを記します。

では、無痛分娩の場合、その全体状況はどのように把握されるのでしょうか。実は、分娩にはパルトグラムを使いますが、麻酔に関する情報は、麻酔科独自のカルテを用いるのが慣例のようです。つまり、一人の産婦の無痛分娩の情報が「分娩のパルトグラム」と「麻酔カルテ」の二つに分かれて記載されているのです。しかし、そもそも記録の目的は、その産婦の無痛分娩の経過の全体状況を把握することで

＊ partogram

す。つまり、一人の産婦の記録は一つが良いのであり、情報を分散させる必要はないのです。

分娩に関すること、麻酔に関すること、助産に関すること、これらをすべて一つの書式（カルテ）にまとめてはどうでしょうか。

パルトグラムは、分娩の経過の全体像を瞬時に把握できる最適の書式です。ここに麻酔情報を足すかたちで、無痛分娩中の産婦の全体状況が一目で把握できるようにしてはどうでしょうか。そして、パルトグラムにはぜひ、産科医、麻酔科医、そして助産師と、無痛分娩に携わる職種ごとの診断と方針を記載する欄を加えてください。職種ごとの診断と方針を統合して、その産婦の無痛分娩の方針を決定できると、なおのこと良いでしょう。

パルトグラムの活用から、無痛分娩における多職種連携をかたちにしてみませんか。

おわりに

本書では、与謝野晶子の無痛分娩にはじまり、日本の無痛分娩研究の歴史、リブの考え方とフェミニズム、自然出産言説の源流と助産師、そして、無痛分娩をめぐるさまざまな立場にある人たちの姿など、いろいろな角度から「無痛分娩と日本人」を描いてきました。

なぜ、日本では無痛分娩が敬遠され、無痛分娩で出産することを後ろめたく感じる人たちがいるのか。それはひとえに、日本人が長い時間をかけて醸成してきた価値観と、それを再生産するさまざまな立場にある人々の言説やマスメディアでの取り上げ方など、社会全体の仕組みによります。

社会の仕組みは、人がつくるものです。人がつくるものはまた、人によって変化し、変容していきます。人々が、女性が経験する「出産の痛み」をどのように考えて、無痛分娩に向き合うのか、それ次第で、無痛分娩を取り巻く社会の仕組みは変わります。本書では、助産師に関する記述に紙幅を割きましたが、それは、今もっとも変化を求められている状況にあり、かつ、その変化に対応する力をもっているのも助産師だと確信しているからです。

本書が残した課題は多いと思いますが、本書が、無痛分娩をめぐる研究の土台の一部になれば幸いです。

※付記

・本書では、自然出産という言葉を多用しています。自然という言葉は、広い意味を含み、漠然としており、使う人の立場によって多様な文脈で用いられます。そのため、本来であればすべて括弧つきの「自然出産」と表現するべき言葉です。しかし、読みやすさを考慮して、文中では括弧なしの自然出産・自然分娩・自然な出産としました。また、便宜的に「産婦」という言葉を用いていますが、広義には、妊産婦や出産の主体となりうるすべての女性たちを含みます。

・無痛分娩とは、麻酔を用いて出産に伴う痛みを緩和する経腟分娩をいい、時に麻酔分娩や、硬膜外麻酔分娩などの言葉で表現されます。本書では読みやすさを優先させて、「無痛分娩」に統一しました。

・執筆においては、文部科学省科学研究費補助金：基盤研究（C）「無痛分娩に求められる助産ケアの探究（研究代表者　田辺けい子）（研究課題／領域番号一八Ｋ一〇四七三）」の助成を受けました。

著者紹介

田辺けい子（たなべ・けいこ／Keiko Tanabe-Nishino）

神奈川県立保健福祉大学 准教授（リプロダクティブ・ヘルスケア／助産学領域）・助産師。

東京大学医学部附属助産婦学校を卒業後、一九九二年より社会福祉法人恩賜財団母子愛育会 愛育病院に勤務。一九九八年より草加市立病院勤務を経て、二〇〇四年共立女子大学国際文化学部卒業、二〇〇六年お茶の水女子大学大学院人間文化研究科開発・ジェンダー論コース博士前期課程修了、修士（人文科学）、二〇一三年北里大学大学院看護学研究科博士後期課程修了、博士（看護学）。

神奈川県立保健福祉大学講師を経て、二〇一八年より現職。助産師としての臨床経験は十三年間。無痛分娩に関する調査は、学部在籍時より現在に至るまで断続的に行っている。専門は看護学、医療人類学。

〈主要論文〉

- 安全と安心のバランスある無痛分娩をいま助産師の手で。ペリネイタルケア、三六（一一）：七七－八一、二〇一七年。
- 無痛分娩における妊産婦・助産師の意識調査。ペリネイタルケア、三五（二）：一五一－一五五、二〇一六年。
- 看護学における質的研究の独自性と課題：文化人類学者の問いが突きつけるもの（文化人類学と看護学：質的研究をめぐって）。看護研究、四八（四）、二〇一五年（水嵜知子との共著）。
- 「生殖から離れている身体」の医療人類学的考察。日本助産学会誌、二九（一）、二〇一五年。
- 無痛分娩の実施をめぐって展開される専門領域を異にする医療者間のポリティクス～医療現場の「信念対立」に対する質的アプローチ～。構造構成主義研究、四、四四－七〇、二〇一〇年。
- 「自然な出産」の医療人類学的考察。日本保健医療行動科学会年報、二三：八九－一〇五、二〇〇八年。
- 《出産の痛み》に付与される文化的意味づけ～「自然出産」を選好した人々の民族誌《エスノグラフィ》―。日本保健医療行動科学会年報、二一：九四－一〇九、二〇〇六年。

「Nursing Today ブックレット」の発刊にあたって

日々膨大な量の情報に曝されている私たちにとって、一体何が重要でどれが正しく適切なのかを見極めることがますます難しくなってきています。

そこで弊社では、看護やケアをめぐりいま社会で何が起きつつあるのか、編集者のさまざまな問題意識（＝テーマ）を幅広くかつ簡潔に発信していく新しい媒体、「Nursing Today ブックレット」を企画しました。

あえてウェブでもなく、雑誌でもなく、ワンテーマだけの解説を小冊子にまとめる手段を通して、医療と社会の間に広がる多様な課題について読者の皆さまと情報を共有し、ともに考えていくための新たな視点を提案していきます。 （2019 年 6 月）

本書についてのご意見・ご感想、著者へのメッセージ、「Nursing Today ブックレット」で取り上げてほしいテーマなどを編集部までお寄せください。
http://jnapcdc.com/BLT/m/

Nursing Today ブックレット・02
無痛分娩《むつうぶんべん》と日本人《にほんじん》── Painless《ペインレス》 Childbirth《チャイルドバース》
2019 年 10 月 1 日　第 1 版 第 1 刷発行

著　者── 田辺《たなべ》 けい子《こ》
発　行── 株式会社 日本看護協会出版会
〒150-0001 東京都渋谷区神宮前 5-8-2 日本看護協会ビル 4 階
注文・問合せ／書店窓口：Tel.0436-23-3271 Fax.0436-23-3272
編集：Tel.03-5319-7171 Website http://www.jnapc.co.jp
デザイン──「Nursing Today ブックレット」編集部
印　刷── 日本ハイコム株式会社

 ISBN978-4-8180-2212-6